COMMUNICATION

FAITE A LA SOCIÉTÉ DE MÉDECINE PRATIQUE DE PARIS

SÉANCE DU 15 MAI 1879

NOUVELLES OBSERVATIONS

DE

MALADIES CHRONIQUES

TRAITÉES AVEC SUCCÈS

AUX

EAUX THERMALES DE ROYAT

PAR

Le Docteur Alexandre PETIT

MÉDECIN CONSULTANT A ROYAT

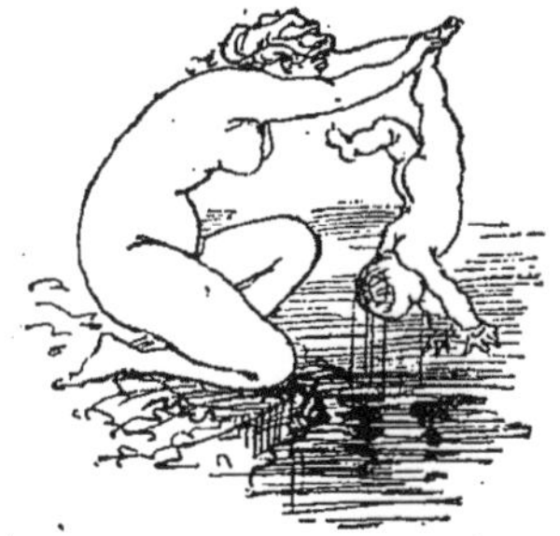

PARIS

J. B. BAILLIÈRE, LIBRAIRE-ÉDITEUR

27, RUE DE L'ÉCOLE-DE-MÉDECINE

1879

MALADIES CHRONIQUES

TRAITÉES AVEC SUCCÈS

AUX

EAUX THERMALES DE ROYAT

Cet ouvrage a été déposé au ministère de l'intérieur (section de la librairie) en juin 1879.

PARIS. — TYPOGRAPHIE DE E. PLON ET Cⁱᵉ, RUE GARANCIÈRE, 8.

COMMUNICATION

FAITE A LA SOCIÉTÉ DE MÉDECINE PRATIQUE DE PARIS
SÉANCE DU 15 MAI 1879

NOUVELLES OBSERVATIONS

DE

MALADIES CHRONIQUES

TRAITÉES AVEC SUCCÈS

AUX

EAUX THERMALES DE ROYAT

PAR

LE DOCTEUR ALEXANDRE PETIT

MÉDECIN CONSULTANT A ROYAT

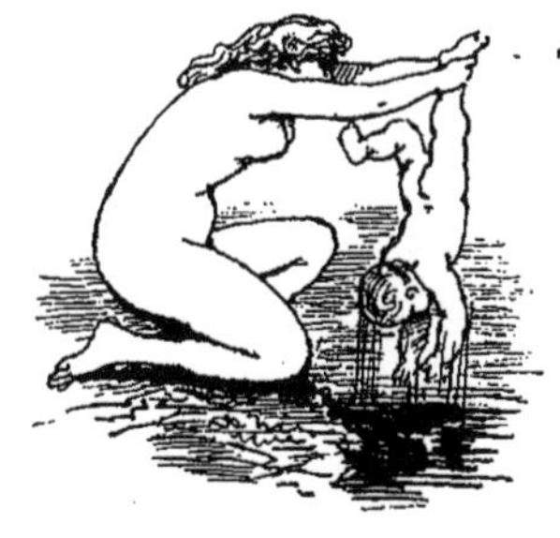

PARIS

J. B. BAILLIÈRE, LIBRAIRE-ÉDITEUR
27, RUE DE L'ÉCOLE-DE-MÉDECINE

—

1879

AVANT-PROPOS

Du sommet du *Puy-de-Dôme*, l'œil peut suivre jusqu'à la plaine
d'immenses coulées de laves refroidies, semblables à des torrents
pétrifiés. Jadis ils portaient sur leur passage la désolation et la
ruine. C'est bien changé aujourd'hui; à l'ombre de leurs gros blocs
grisâtres, sur les cendres volcaniques, une vigoureuse végétation se
développe : des ruisseaux vagabondent par centaines dans des vallons
bien abrités que le vent et le soleil ne visitent que discrètement : par-
ci par-là, un village, un clocher, un vieux château..... Royat est au
fond d'un de ces vallons. — Un groupe de maisons encadré d'un bois
de marronniers, un clocher crénelé qui semble défier encore les Nor-
mands et les Sarrasins; un établissement thermal fort bien tenu,
avec un parc délicieux et des hôtels de première classe, voilà le pays
qui tend à devenir chaque été le rendez-vous des malades et du
monde élégant. Ce n'est pas une création, c'est une résurrection,
car les Romains, qui ne nous ont rien laissé à découvrir en matière
d'eaux thermales, les Romains, *sourciers* de premier ordre, avaient
découvert les vertus des sources de Royat, et apprécié l'agrément de
ce nid coquet de verdure. Les fils de sénateurs, les magistrats de
la cité, les orateurs épuisés sont venus ici soigner leur gorge malade,
leurs rhumatismes ou leur anémie, avant le duc Z..., le prince X...
ou madame N..., étoile de nos scènes parisiennes. *Nil sub sole
novum*. Royat veut se montrer digne de ce brillant passé. Sous
l'intelligent patronage d'une Compagnie puissante, la station s'est

transformée depuis trois ou quatre ans, et il faut d'autant plus l'en féliciter qu'en Auvergne le progrès voyage à l'ordinaire par la petite vitesse. L'alimentation des bains se fait aujourd'hui par le fond des baignoires. Deux nouvelles salles d'hydrothérapie ont été aménagées avec le plus grand luxe des perfectionnements modernes. Sur les ruines des anciens thermes romains nous allons bientôt voir surgir une annexe importante des bains de César et Saint-Mart, en façade sur la grande avenue de Clermont. Aussi voyons-nous s'étendre partout la réputation de notre coquette station thermale et l'exportation des eaux augmenter chaque jour en proportions notables. Le nombre des baigneurs a dépassé quatre mille, et tous les pays du monde enverront bientôt leur contingent *à ce rendez-vous de la santé.*

Dr A. P.

Royat, mai 1879.

NOUVELLES OBSERVATIONS

DE

MALADIES CHRONIQUES

TRAITÉES AVEC SUCCÈS A ROYAT

En jetant un coup d'œil d'ensemble sur les *diagnostics de maladies traitées à Royat*, on voit qu'elles peuvent facilement être classées en trois groupes principaux :

Ier GROUPE. — *Les affections des voies respiratoires.* (Laryngites, bronchites, catarrhes, asthme, etc).

IIe GROUPE. — *Les affections arthritiques.* (Goutte, rhumatismes, acné, eczéma, etc.)

IIIe GROUPE. — *Les affections chloro-anémiques et nerveuses.* (Dyspepsies, névroses, maladies de matrice, etc.)

Mon intention n'est pas de donner une série d'observations de toutes ces maladies; j'en ai seulement choisi un certain nombre qui permettront, en les rapprochant de celles déjà publiées, d'apprécier avec beaucoup plus de certitude les effets thérapeutiques de nos eaux.

J'ai fait paraître il y a trois ans une étude (1) sur le *traitement de la goutte et du rhumatisme à Royat*. J'ai recueilli depuis cette époque des *observations* nombreuses, qui sont venues confirmer largement les idées émises dans ma brochure, et, n'était la crainte d'un travail fastidieux, je pourrais en présenter ici une collection considérable. J'en donnerai seulement quelques-unes, car, fidèle à mon programme, je veux surtout, en faisant connaître aux confrères qui pratiquent loin de nos stations thermales, le parti que l'on peut tirer des sources que la nature a mises à notre disposition, appeler leur attention sur celles des maladies chroniques que nous traitons avec succès.

(1) *La Goutte, le rhumatisme et les diverses manifestations de la diathèse arthritique envisagées au point de vue de leur traitement aux eaux thermales.* Paris, 1875.

PREMIER GROUPE

AFFECTIONS DES VOIES RESPIRATOIRES

Observation I. *Bronchite chronique liée à la diathèse arthritique.*

Le capitaine L..., quarante-cinq ans, grand et sanguin, à poitrine bien développée, mais d'une famille qui compte quelques phthisiques et plusieurs goutteux, toussait depuis dix mois sans jamais avoir craché le sang; il était sujet aussi à des accès de suffocation nocturne. L'auscultation indiquait chez lui l'existence d'une bronchite étendue avec battements de cœur, essoufflements, etc., fonctions digestives régulières.

Son médecin lui conseilla les eaux de Royat et me l'adressa pour diriger le traitement.

Nos bains à eau courante, la salle d'inhalation, et l'eau en boisson, débarrassèrent le capitaine L..., en moins de vingt-cinq jours, du mal qui l'avait amené à Royat.

Il y revint l'année suivante, mais par simple reconnaissance, et depuis deux ans sa poitrine est en bon état.

Observation II. *Tendances catarrhales. — Faiblesse des muqueuses. — Anémie.* — L'honorable M^ess D... m'est adressée de Londres en août 1878. Bronchite les hivers, faiblesse de la gorge et des membranes muqueuses. Comme antécédents : dyspepsie et rhumatisme goutteux. Je prescrivis les eaux d'Eugénie et Saint-Mart en boisson, gargarismes et pulvérisations, la salle d'inhalation et les bains de pieds très-chauds; vingt-quatre jours de ce traitement suivi avec régularité luttèrent avantageusement contre cet ensemble de symptômes, et en modifiant l'état des muqueuses nous firent espérer les meilleurs résultats.

J'ai en effet appris que M^{ess} D... avait assez bien supporté le rude hiver de cette année, et qu'elle se propose de revenir consolider sa guérison par une nouvelle cure à Royat.

Dans ces deux observations, l'arthritisme est manifeste. Le capitaine L... est fils de goutteux; quant à M^{ess} D..., longtemps elle a souffert de rhumatismes : évidemment la bronchite était une manifestation diathésique; aussi la vit-on résister au traitement pharmaceutique, et s'amender rapidement sous l'influence du traitement thermal.

Pour le cas suivant, les antécédents arthritiques font défaut.

OBSERVATION III. *Catarrhe pulmonaire chronique.* — M. B..., soixante ans, de Saint-Julien près Lyon, était atteint depuis plusieurs années de dyspnée et d'une toux sèche et anxieuse qui se terminait par l'expulsion de quelques crachats spumeux et verdâtres. Les efforts qui revenaient par quintes, surtout la nuit et le matin, fatiguaient beaucoup M. B... qui avait maigri étrangement et perdu en partie l'appétit et le sommeil. M. B... fut envoyé à Royat en 1874. A l'auscultation, je trouvai des râles sibilants et muqueux à grosses bulles dans toute l'étendue de la poitrine, avec une expiration prolongée et sifflante. A la percussion, sonorité exagérée de la poitrine. Nous avions donc chez ce malade de la bronchite catarrhale et de l'emphysème pulmonaire.

Sous l'influence du traitement thermal, j'obtins dès le sixième jour ce que n'avaient pu obtenir les vésicatoires, ni les nombreux sirops employés jusqu'alors. La toux se calma comme par enchantement; la dyspnée cessa bientôt, et mon client retrouva un calme qu'il ne connaissait plus. Du 5 juillet au 5 août M. B... suivit ponctuellement mes conseils, et il quitta Royat émerveillé de sa guérison. M. B... est revenu la saison suivante en 1875, après avoir passé un fort bon hiver. Même traitement, pas de bains. Le mieux se continua. Depuis, M. B... est un client assidu de notre station, et tous les ans nous avons le plaisir de revoir notre ancien malade qui vient à Royat par mesure préventive.

Observation IV. *Anémie.* — *Laryngite.* — *Bronchite.* — M. H..., quarante-huit ans, de Paris, avait eu recours plusieurs fois aux eaux d'Évian pour une affection vésicale dont il ne rend pas bien compte. Pendant l'hiver 1877, il a été pris d'une bronchite très-intense et soignée par deux médecins de Paris. Il avait à ce moment de l'albumine dans les urines. Guéri de sa bronchite, il quitta Paris et se rendit en province, où il fut soigné par un médecin qui m'écrivit, en m'adressant le malade à Royat :

« Lorsque je vis M H... pour la première fois, je trouvai un homme très-maigre, toussant encore, mangeant fort peu et ne dormant pas. L'auscultation ne me fournit aucune indication; léger bruit de souffle doux au premier temps, une pharyngite granuleuse des plus intenses, et enfin une urine contenant un dépôt très-abondant.

« Nous analysâmes les urines avec un pharmacien, et nous trouvâmes que tout ce dépôt n'était composé que de pus. Le malade n'éprouvait aucune douleur du côté des voies urinaires et n'avait jamais uriné de sang. Depuis ce moment-là, j'ai été mis au courant d'une affection arthritique (*psoriasis guttata*) qui depuis un peu de temps est plus apparente.

« Soumis à un régime tonique, à l'arséniate de fer, au quinquina, un peu de bromure de potassium pour ses insommies, je suis arrivé à lui rendre plus de forces, mais pas plus de chairs. La gorge, malgré les pulvérisations sulfureuses, ne se modifie pas, les nuits sont meilleures, l'appétit est relativement bon, les digestions faciles; l'urine laisse déposer très-peu de pus et parfois même n'en contient pas; mais M. H... perd courage et se rend malade rien qu'en pensant à sa santé passée, présente et future. Cependant, depuis les beaux jours, j'ai pu le décider à se rendre à Royat. »

Voilà donc un malade à relever complétement. Pharyngite, un peu d'anémie, sécrétion purulente, affection arthritique et moral très-affecté, c'est dans ces conditions que fut entreprise la cure. Soins locaux aux premières voies digestives et respiratoires. Eau en boisson et bains généraux, mais surtout douches écossaises, de 30 à 35 secondes chaudes, et de 10 à 15 secondes froides, réagirent efficacement sur cet affaissement général. Cependant, comme j'avais là une véritable sensitive, je dus agir avec la plus grande modération, tout en usant d'une excessive fermeté vis-à-vis d'un malade découragé, inquiet et sollicité sans cesse par les moyens empiriques ou les conseils des voisins de table et d'hôtel. Je m'attachai d'abord à lui rendre l'espoir qu'il avait perdu; je lui fis voir l'influence fâcheuse que la tristesse pouvait exercer sur sa position. Je lui expliquai le mode d'action de nos eaux dirigées contre sa maladie et les effets heureux d'un régime sévère; enfin je lui promis d'améliorer sa situation. L'espoir de retrouver la santé lui donna grande confiance en moi, et je pus enfin lui faire suivre un traitement régulier. Nos bains tièdes à eau courante et prolongés, nos douches écossaises, le massage, le régime tonique et le grand air, ne tardèrent pas à rendre au malade le sommeil et l'appétit. Quand M. H... retourna chez lui, les forces étaient revenues, et depuis, sa santé a été, sinon parfaite, au moins notablement améliorée.

Remarque. — Indépendamment des bronchites, des catarrhes et des susceptibilités de la muqueuse pulmonaire, nous avons souvent occasion de soigner des phthisiques à Royat; mais, pour être sincère, je dois dire que le plus grand nombre des tuberculeux va au Mont-Dore ou aux eaux sulfureuses des Pyrénées. Cependant nos bains sédatifs et nos salles d'inhalation, dont la chaleur est si douce, ne les exposent jamais aux hémoptysies et aux congestions, si redoutables pour eux. « Chez les phthisiques, a dit Gubler, quand l'imminence morbide est trop pressante, il faut conseiller Royat, que je place à côté du Mont-Dore pour le traitement hydriatique de la tuberculose, quand il y a éréthisme et menaces d'accidents inflammatoires fébriles. » C'est aussi l'avis du professeur Potain, qui tous les ans nous adresse des phthisiques et apprécie les bons effets de nos eaux opposées aux accidents phémiques.

Je vais maintenant donner trois observations d'une des manifestations les plus fréquentes de la goutte et de l'arthritisme, l'asthme et surtout *l'asthme à forme humide;* car c'est celui que nous rencontrons le plus souvent à Royat, celui aussi pour lequel nous enregistrons les plus beaux succès.

Observation V. *Asthme.* — *Rhumatismes et douleurs névralgiques.* — M. B... est âgé de quarante-trois ans, d'un tempérament nerveux, très-impressionnable; il a été asthmatique dès son enfance (asthme héréditaire). Il était pâtissier à Paris; il est venu en province sur le conseil de son médecin, et a changé de profession en arrivant à Saintes. En 1864, il fut atteint d'une affection caractérisée par des douleurs de tête, des vomissements, une démarche titubante et des accès tout au moins épileptiformes. Un séton fut appliqué à la nuque ; purgatifs, vins de quina, antispasmodiques. A la suite de ce traitement il se trouva mieux, mais conservant toujours ses accès d'asthme et des douleurs névralgiques. En 1876, il se jeta généreusement à l'eau pour sauver un malheureux qui se noyait ; de ce moment ses crises nerveuses se sont reproduites, mais moins accentuées. Le bromure de potassium semble l'avoir guéri, mais l'asthme a grandi avec les suffocations. C'est pour lutter contre l'affection des plexus cardiaques et pulmonaires que M. B... s'est rendu aux eaux thermales de Royat.

Une première saison de vingt jours en 1876 a donné des résultats satisfaisants. L'hiver a été très-supportable, les suffocations avaient presque disparu. M. B... n'a pu venir en 1877 et a passé un très-mauvais hiver ; les accidents ont été assez sérieux. En 1878, nouvelle saison de vingt-cinq jours. Nouvelle amélioration dans l'état de M. B..., qui nous quitte en nous promettant, et surtout à lui-même, de revenir la saison prochaine.

Voici une observation intéressante à plusieurs titres : d'abord à cause de l'âge du malade, qui a pu supporter son traitement sans la moindre complication, ensuite à cause de la difficulté de diagnostic d'une affection goutteuse qui n'a manifesté sa présence que par des symptômes maladifs du côté des voies respiratoires.

OBSERVATION VI. *Bronchite chronique avec orthopnée (asthme humide). Goutte larvée.* — M. de G..., de Versailles, soixante-quinze ans, souffrait depuis longtemps d'une toux fréquente, d'oppressions brusques, de quelques troubles dans la circulation et d'un état fébrile assez intense et inquiétant, lorsqu'il fit appeler un médecin qui, ne pouvant se rendre compte de ces troubles par les symptômes observés du côté du poumon, questionna le malade et put trouver quelques douleurs goutteuses antérieures. Mis ainsi sur la voie, le médecin débarrassa rapidement les organes respiratoires et circulatoires en influençant, il faut le dire, les membres inférieurs. M. de G... resta près de quatre mois au lit, se levant à peine trois ou quatre jours; les petites articulations des pieds, les articulations tibio-tarsiennes et surtout l'articulation tibio-fémorale ont été le siége principal de l'affection; les membres supérieurs ont été pris aussi, mais bien moins. L'estomac et les intestins se sont conservés en parfait état, et le malade s'est toujours assez bien alimenté. Les vésicatoires, renouvelés constamment, le sulfate de quinine, la digitale, l'eau de Royat et quelques purgatifs, telle fut labase du traitement institué par le docteur, qui aux premiers beaux jours se hâta de m'adresser M. de G... en m'avertissant que l'urine contenait plus ou moins d'acide urique, et que le malade commençait à marcher depuis quelques jours à peine.

A son arrivée à Royat, M. de G... conservait encore une certaine roideur à l'index de la main droite et marchait avec beaucoup de difficulté. Je dirigeai son traitement avec beaucoup de prudence, prenant en considération son grand âge et l'acuité récente de sa maladie. Les bains à eau courante furent pris pendant une demi-heure tous les matins; l'eau de Saint-Mart fut la seule boisson conseillée, à la dose d'un demi-verre matin etsoir. J'eus recours aussi à unmassage méthodique qui fatigua bien un peu le malade pendant les premiers jours, mais qui contribua pour une bonne part au succès du traitement.

Dès la première semaine, une amélioration notable se produisit dans la santé de M. de G...; il put facilement aller à pied à l'établissement où il avait l'habitude de se faire conduire en chaise à porteurs.

Je lui fis alors donner quelques grandes douches à 40° qui furent très-bien supportées, et M. de G... nous quitta après trois semaines de traitement, ayant recouvré une santé et des forces qu'il croyait à jamais perdues. Pendant tout l'hiver qui a suivi la cure, M. de G... a consolidé son traitement par l'usage de l'eau de Saint-Mart coupée avec du vin aux repas, et le matin avec du lait chaud.

OBSERVATION VII. *Asthme goutteux.* — M. F..., de Lyon, âgé de soixante-deux ans, de profession sédentaire, vient à Royat en 1875. Ce malade est atteint depuis plusieurs années d'accès de goutte et de suffocations très-fortes revenant chaque hiver sous l'influence du froid ou de la moindre marche au grand air. Depuis dix ans l'embonpoint s'est produit. M. F... était grand mangeur, et recherchait assez les plaisirs; si on ajoute à ces renseignements que M. F. prenait peu d'exercice, restait presque tous les jours dans l'immobilité, on peut trouver, à défaut d'antécédents héréditaires, une cause étiologique. En effet, il y a dix ans, M. F... fut pris d'une violente attaque de goutte aux gros orteils des deux pieds, puis aux malléoles, attaque caractérisée par une douleur très-vive suivie de rougeur et de tuméfaction. Au bout de quelques heures, quelquefois au bout d'un jour, la douleur et la rougeur avaient complétement disparu. Dans le moment des attaques, anxiété, dyspepsie, urines chargées; à la fin des attaques et dans l'intervalle, apyrexie, gaieté, appétit considérable. Le malade continua constamment son régime trop succulent. Le vin, les viandes, restèrent la base principale de son abondante alimentation. Le traitement institué se composa d'abord de purgatifs salins répétés, et plus tard de préparations de colchique sous toutes les formes, pilules Lartigues, sirop de Boubée, etc. Chaque fois qu'il se soumettait à l'action de ces spécifiques, son accès de goutte était supportable et surtout très-abrégé. Une purgation abondante indiquait l'action du médicament et la fin de l'accès. Mais sous l'influence de toutes ces circonstances réunies, les attaques de goutte ne reprirent plus leur route habituelle. Depuis, au lieu de se diriger vers les extrémités inférieures, leur action se concentrait vers la poitrine et vers le cœur. Sans éprouver toutefois de douleur ni d'accès violents d'oppression, M. F... était pris de suffocations, de dyspnée chaque fois qu'il éprouvait une émotion morale ou à chaque effort un peu prononcé.

Les accès et les suffocations devinrent très-violents pendant l'hiver, et instinctivement les médecins essayèrent de rappeler la goutte aux extrémités. Peine inutile. Tous les moyens échouèrent, aussi bien que les nombreux remèdes usités contre l'asthme.

C'est dans cet état que le malade m'est adressé. Notre remède héroïque varie peu à Royat pour les cas de ce genre. La salle d'aspiration, les bains de pieds et les bains de jambes, un grand bain avant ou après la séance d'inhalation, suivant le temps et les forces, les eaux de Saint-Mart et d'Eugénie, voilà nos excellents moyens thérapeutiques.

En règle générale, il vaut mieux, en sortant de la salle d'inhalation, se faire transporter à l'hôtel en chaise à porteurs; mais quand l'hôtel est trop éloigné, j'envoie le malade directement prendre son bain en sortant de l'inhalation. L'atmosphère uniforme de la salle, la température régulière de l'eau tous les jours et pendant toute la durée du bain, ce sont là des ressources thérapeutiques qu'on ne saurait méconnaître.

2

Pour le cas particulier de M. F..., l'emphysème pulmonaire, très-accentué à son arrivée à Royat, ne tarda pas à se calmer ; il put facilement, après quelques jours, parcourir les sinueuses promenades de Royat, promenades qu'un de nos confrères appelait des promenades antiarthritiques ; et il nous quitta après trois semaines, enchanté de sa cure et bien résolu à revenir la saison prochaine. Pendant l'hiver qui suivit, M. F... eut deux accès de goutte franche qui suivirent la marche ordinaire et laissèrent de légères concrétions tophacées. M. F... a fait une deuxième et une troisième saison à Royat, et continue très-régulièrement à faire usage chez lui de nos eaux transportées.

Les goutteux qui ne suivent le régime et le traitement que d'une manière imparfaite peuvent bien éprouver du soulagement, mais chez eux les attaques finiront par se reproduire ; à plus forte raison, ceux qui après un mois passé à Royat ne suivent plus de régime et ne continuent pas l'usage des eaux, ne doivent pas s'étonner s'ils sont repris d'accidents goutteux. La goutte, en effet, est un ennemi dangereux, contre lequel il faut lutter avec une incessante persévérance.

Les récentes analyses de l'eau de Royat ont révélé la présence en quantité assez considérable de l'arsenic (4 *milligrammes* $^{1}/_{2}$ *d'arseniate de soude par litre*), un demi-milligramme de plus que le mont Dore. Est-ce à cette substance que nous devons attribuer en grande partie le mérite des succès obtenus à Royat dans les affections des *voies respiratoires?* Nous le pensons, parce que l'arseniate de soude et l'arseniate de fer sont des médicaments fort appréciés de la thérapeutique moderne.

DEUXIÈME GROUPE

GOUTTE. — MANIFESTATIONS ARTHRITIQUES

OBSERVATION VIII. *Goutte articulaire franche. — Concrétions tophacées.* — M. V..., cinquante-cinq ans, maître d'hôtel, à Paris, est affecté de goutte articulaire subaiguë et chronique avec tophus anciens, déjà à peu près dissous à la suite d'un traitement lithiné. La goutte a été précédée de rhumatismes articulaires et de nombreuses rechutes qui ont hypertrophié les extrémités osseuses de certaines articulations. Les *tophus* ont à peu près disparu, mais les nodosités osseuses et cartilagineuses sont en partie restées. Les articulations sont encore incrustées d'urate de soude, malgré la résolution abondante produite par des accès artificiels, c'est-à-dire les préparations lithinées et iodurées données dans ce but. « Je ne m'étonnerais pas, m'écrivait le médecin de M. V..., s'il survenait un accès de goutte dès les premiers jours du traitement de Royat, et dans ce cas, j'ai la certitude que le salicylate de soude donné concurremment avec la teinture de colchique produira les meilleurs effets ; mais, quoi qu'il en soit, je tiendrais beaucoup à ce que le malade interrompît son traitement thermal le moins de temps possible. » M. V... est grand, bien développé, mais d'un tempérament lymphatique. Dès le premier jour, je lui prescrivis les bains de la source Eugénie (3o minutes). Pendant toute la durée du bain, douche locale très-légère sur les petites articulations ; comme boisson, eau de Saint-Mart. Eau de César aux repas. — Dès le huitième jour je portai à une heure la durée du bain, que je fis suivre d'un massage méthodique dans la chambre de l'hôtel. Le soir à quatre heures, nouveau bain d'une demi-heure, etc. Sous l'influence de ce traitement, M. V... éprouva une amélioration des plus marquées. Les articulations devinrent souples, l'appétit parfait ; le malade faisait tous les jours une longue promenade à pied, et il nous quitta après trois semaines sans avoir éprouvé le moindre accident et sans qu'il soit survenu la moindre complication. Depuis, M. V... a toujours fait usage chez lui de l'eau de Royat. Il se porte assez bien, et s'il n'a pu revenir l'année dernière, c'est à cause de l'Exposition, car il compte bien faire sa cure à Royat avec les premiers baigneurs de cette saison.

Réflexions. — J'ai employé ce traitement déjà chez un grand nombre de goutteux. Mais faut-il attribuer tout le mérite de nos eaux à la lithine, comme l'ont fait certains médecins ? Je ne le pense pas. L'action curative de la lithine a été, il est vrai, dans ces dernières années, l'objet de recherches nombreuses ; on a reconnu à cette substance des vertus qui commandent un examen attentif. Mais quand les substances fournies par la nature sont ainsi en voie d'élaboration, on incline à leur attribuer la plus grande part dans le mode d'action des produits dans la composition desquels elles interviennent, et c'est ainsi qu'on a rapporté à la lithine à peu près exclusivement les qualités thérapeutiques des eaux de Royat, oubliant peut-être trop volontiers les autres constituantes. Sans m'arrêter à la discussion de données encore incertaines, je préfère signaler les résultats avantageux obtenus dans le traitement des maladies, à quelques éléments qu'en revienne l'honneur ; car, ainsi que l'a dit avec raison M. Jules Lefort à l'Académie de médecine, dans son *Rapport général des eaux minérales* de 1874 : « S'il est vrai que l'iode, l'arsenic, même la lithine, peuvent communiquer aux sources qui les contiennent en quantité un peu considérable des qualités spéciales, il ne faudrait cependant pas en tirer la conclusion que les autres substances minérales restent indifférentes à l'action du médicament : aussi est-ce avec juste raison que l'on a posé en principe que *les eaux minérales agissent plus par l'ensemble de leurs matières minérales, que par la présence d'un seul composé privilégié au point de vue de ses propriétés actives.* C'est précisément ce qui en fait des médicaments inimitables. »

OBSERVATION IX. *Goutte et tophus.* — *Insomnies.* — M. W. B…, de Londres, fils de goutteux, tempérament lymphatique, cinquante ans, avait toujours joui d'une santé parfaite jusqu'à l'âge de quarante-cinq ans. A cette époque, il éprouva quelques attaques de goutte à intervalles assez rapprochés, et malgré les traitements les plus rationnels, la maladie s'accentua de plus en plus, se compliquant de symptômes dyspeptiques, d'anémie extrême et d'hémorrhagies. Les eaux de Royat sont conseillées. — État du malade à son arrivée, 20 juin 1875 : faiblesse générale, décoloration complète des tissus, mais sans amaigrissement ; légère déformation aux articulations des deux pieds, insomnies. Je prescris le massage quotidien dès le début, l'eau de Royat par demi-verres, en augmentant de manière à amener le malade à en prendre huit demi-verres par jour. Au bout de quelques jours, signes positifs du retour à la santé ; l'appétit, la gaieté et les forces s'accentuent. Les tissus ont une meilleure coloration. Nous prescrivons alors un bain à eau courante d'une demi-heure quotidien et la continuation de l'eau en boisson et du massage. Au bout de quinze jours l'appétit était naturel, le sommeil revenu ; les bains sont pris de trois quarts d'heure, et ce traitement est continué consciencieusement pendant trente jours consécutifs et sans qu'il soit nécessaire d'interrompre. Les résultats du traitement furent on ne peut plus satisfaisants : l'anémie disparut tout à fait, l'estomac se rétablit, et dès cette première saison les accès arthritiques diminuèrent de fréquence et d'intensité.

M. W... a pu reprendre ses travaux. Après une deuxième saison la santé s'est consolidée, et aujourd'hui, après trois saisons et depuis dix-huit mois, M. W... n'a pas eu un seul accès de goutte, bien que les tophus aient persisté.

Réflexions. — Voilà une guérison que l'on peut qualifier de parfaite et qui ne peut s'expliquer que par une action spéciale des eaux de Royat dans l'arthritisme. Chez ce malade, j'ai usé beaucoup du massage, mais cela surtout à cause de l'engorgement articulaire et de la faiblesse des muscles du voisinage ; or le massage, un des remèdes les plus anciennement connus, est un de ceux qui devraient être le plus employés dans le traitement de certaines formes de la goutte.

Je n'ai pour ma part qu'à me louer de ce traitement thérapeutique chez les goutteux. Dans les engorgements chroniques des articulations, alors que le jeu des muscles ne revient que difficilement, on peut sans crainte l'employer concurremment avec des douches chaudes. Or comment agit-il ? Tous les médecins savent qu'un massage méthodique suffit souvent pour empêcher le développement d'une inflammation articulaire, dans les entorses, par exemple ; mais dans les engorgements articulaires qui accompagnent les accès de goutte, le sang a une grande tendance à stationner dans les vaisseaux sanguins déjà distendus par l'inflammation ; il est donc de première nécessité de le faire circuler, d'autant plus que sa présence excite les filets nerveux du voisinage, et rien n'est plus apte à ramener cette circulation normale que les pratiques du massage ; du reste, je puis dire que cet utile moyen a déjà rendu de grands services à beaucoup de mes malades sans jamais nuire à aucun.

OBSERVATION X. *Goutte — gravelle — anémie.* — M. le comte de R..., soixante-deux ans. Anémie très-accentuée, teint pâle, conjonctives décolorées, issu de parents rhumatisants. Les ravages de la goutte ont laissé des traces manifestes, la difformité des doigts est très-grande. Il éprouve depuis huit ans des accès fébriles extrêmement violents; cependant les articulations ne sont pas douloureuses, quoique démesurément tuméfiées. Le malade me raconta que, pendant six années consécutives, il était allé faire une saison à Vichy, mais l'amélioration était loin de se produire. La débilité après le traitement était extrême, et les accès n'ont jamais été moins fréquents. Les urines sont généralement graveleuses; elles laissent déposer un sédiment rougeâtre. Depuis deux ans, M. de R... avait renoncé à faire une cure thermale; cependant, sur les conseils de son médecin, il vint à Royat pour chercher un soulagement à son mal. Le cœur et le pouls étaient d'une régularité parfaite; les poumons donnaient à l'auscultation tous les caractères de l'état normal. L'indication était franche. Je prescrivis donc un traitement composé de bains, de douches à 35°, de frictions sèches, et l'eau en boisson.

Après ving-huit jours, M. de R... quitte Royat dans un état voisin de la santé. Cependant il eut encore, pendant l'hiver, un léger accès, mais provoqué par un refroidissement aux pieds enduré pendant un long voyage en voiture.

L'année suivante, M. de R... fit une saison complète et prit vingt-cinq bains et autant de douches, car dans ces conditions il y a toujours avantage à exciter le tégument externe. En effet, ce qu'il faut avant tout, c'est non pas guérir la goutte et en empêcher à tout jamais les retours, mais transformer par une médication appropriée les formes graves de cette maladie en une forme qui ne soit pas dangereuse. Sans doute, la goutte articulaire tonique est parfois bien pénible pour les malades, mais elle présente peu de dangers, et, sous ce rapport, elle est en quelque sorte bénigne. Aussi les goutteux souffrant très-rarement et très-peu de leurs accès doivent employer le plus rarement possible les substances qualifiées d'antigoutteuses.

Nous pouvons aujourd'hui considérer comme parfaitement améliorée la santé de M. de R...; voici, en effet, la dernière lettre qu'il m'écrivait :

« Mon cher docteur,

« Depuis mon retour de Royat jusqu'au 6 décembre dernier, j'ai vraiment joui d'une santé parfaite, me trouvant sous ce rapport dans un état que je ne connaissais plus depuis long-temps. Les eaux de Royat m'avaient fait un bien incontestable, tellement que j'ai cru pouvoir remplacer ma cure à Royat par une promenade en Italie. Hélas ! mon ingratitude a déjà reçu sa juste punition. Ces derniers temps, me trouvant à la campagne, j'ai essuyé pendant plusieurs heures une pluie fine et pénétrante ; aussi je fus pris quelques jours après d'un accès rhumatismal peu douloureux, mais qui dura fort longtemps, m'empêchant de quitter la chambre et me retenant à la campagne. Si bien que cette année je compte venir, et des premiers, reprendre mon actif repos de Royat...

« Recevez, etc. »

J'ai à peine besoin de dire que plus les causes de la goutte sont nombreuses, plus elles ont d'activité et de continuité dans leur action, plus aussi la goutte est fréquente, plus elle a de durée, plus elle cause de douleurs, plus elle résiste aux moyens que l'art emploie pour la combattre.

On serait cependant gravement dans l'erreur, je me hâte de le dire, si l'on jugeait toujours de l'intensité de la goutte et des difficultés qu'elle opposera à sa guérison par la violence des douleurs qu'elle cause et par les altérations qu'elle laisse à sa suite; le développement de ces phénomènes pathologiques dépend très-souvent, ou de l'ancienneté du mal, ou de la sensibilité particulière du sujet, ou des moyens vicieux que l'on a mis en usage pour le soulager; aussi le médecin attentif qui applique ensuite un traitement rationnel est-il agréablement surpris en voyant disparaître, avec la plus grande facilité, des accidents qui lui semblaient tout à fait au-dessus des ressources de son art.

Dans les trois observations qui précèdent, nous voyons en effet s'amender des accidents goutteux bien accentués et qui avaient résisté aux moyens pharmaceutiques et hygiéniques opposés jusqu'alors.

OBSERVATION XI. *Sciatique.* — M. A..., du Havre, arthritique, cinquante-huit ans, vint à Royat en 1876 pour se guérir d'une sciatique dont il souffrait depuis plusieurs mois. Vingt-cinq bains à eau courante et autant de *douches d'acide carbonique* le guérirent rapidement. Mais pendant l'hiver qui suivit la cure, M. A... se refroidit et fut de nouveau tourmenté par sa sciatique, qu'il ne parvint à modifier que par une nouvelle saison en 1878.

OBSERVATION XII. *Sciatique.* — *Goutte larvée.* — M. F..., de Lyon, soixante-trois ans, autrefois sujet à des accès de goutte, était depuis plusieurs années, par suite d'une sciatique très-douloureuse, dans l'impossibilité de marcher, lorsqu'il vint à Royat l'an dernier. Pendant vingt jours, ce malade prit tous les soirs une douche de gaz acide carbonique sur le trajet du nerf sciatique, et tous les matins un bain avec douche locale en pomme d'arrosoir dirigée sur le nerf malade. Eau de Saint-Mart en boisson. A son départ de Royat, les douleurs étaient encore assez fortes chez M. F..., mais j'ai appris depuis qu'il était complétement rétabli, et qu'il se propose de revenir à Royat cette année.

Si chez ces deux malades l'eau en boisson et les bains généraux, en modifiant les fonctions de la peau, ont exercé une heureuse influence, les douches d'acide carbonique n'ont pas été moins favorables. Mais il ne suffit pas pour les douches d'acide carbonique que le malade se place dans la baignoire et douche le trajet du nerf sciatique sans prendre des précautions préalables. L'acide carbonique n'agit pas sur la peau lorsque celle-ci n'est pas en moiteur. Il est donc indispensable que le malade auquel sont prescrites les douches d'acide carbonique ait à sa disposition une éponge et de l'eau pendant toute la durée de la séance, et qu'il prenne la précaution d'humecter les points douloureux avant de les doucher.

OBSERVATION XIII. *Névralgie sciatique. — Arthritisme. —* M. S..., de Paris, soixante-cinq ans, me fut adressé à Royat en 1875. Il souffrait d'une sciatique gauche depuis plusieurs années et avait inutilement employé tous les moyens thérapeutiques et chirurgicaux : moxas, injections, frictions, vésicatoires, acupuncture, etc. Le mal avait résisté, M. S... souffrait toujours, et de plus le membre atrophié amenait une claudication fâcheuse à tous égards. J'interrogeai M. S..., et j'acquis la conviction que sans jamais avoir souffert de la goutte, il était fils et frère de goutteux, et qu'il fallait chez lui combattre surtout les tendances arthritiques pour arriver à un bon résultat. Le malade était pâle, jaunâtre, très-faible; les fonctions de l'estomac s'accomplissaient pourtant très-bien, mais les douleurs sciatiques rendaient la marche très-difficile, condamnaient le malade au repos ou seulement a la promenade en voiture. Nous soumettons M. S... au traitement par la douche de gaz acide carbonique sur le trajet du nerf malade. Les effets furent prompts, et la douleur diminua presque aussitôt; nous fîmes alors prendre au malade des douches chaudes à 45°, des grands bains et de l'eau de Saint-Mart en boisson à la dose de trois verres matin et soir.

Vers le quinzième jour, il survint quelques douleurs qui nous engagèrent à suspendre le traitement, ce que nous fîmes d'autant plus volontiers qu'ayant l'intention de faire faire à M. S... une seconde saison pour modifier complétement l'état goutteux, nous le laissâmes reposer. Vers le troisième jour nous reprîmes les bains et les douches. Si nos eaux avaient quelque chose de merveilleux, certainement M. S... serait un vrai croyant, car lui, qui était venu pouvant à peine se servir de sa jambe gauche, s'en retourna presque ingambe et bien décidé à quitter sa canne dès que l'atrophie des muscles, produite par leur non-activité, aurait cessé complétement.

Deux autres saisons à Royat ont surtout aidé à améliorer beaucoup la situation de M. S...; il éprouva bien encore quelques petites douleurs rhumatismales dans les jambes et les épaules; mais il marche aujourd'hui sans aucune claudication et ne souffre plus de sa sciatique.

Réflexions. — Je ferai remarquer combien les névralgies sciatiques sont tenaces chez les arthritiques et combien elles résistent aux traitements ordinaires. Le malade qui retire un soulagement marqué d'une saison aux eaux peut déjà se féliciter beaucoup; à plus forte raison celui qui arrive à se guérir complétement, et c'est le cas du malade qui fait l'objet de la dernière observation.

OBSERVATION XIV. — M. X..., de Paris, vint à Royat en 1878 pour se soigner d'une pléthore générale accompagnée de somnolences fréquentes et d'un engourdissement persistant et habituel. Or ce malade est très-grand, très-gros, très-fort, très-rouge. Comme on le voit, jamais les circonstances ne furent mieux réunies pour contre-indiquer les eaux de Royat. Mais M. X... n'a jamais eu de médecin, il le dit lui-même; il possède seulement un manuel de santé qu'il consulte et applique à tout propos. Bien entendu, M. X... dirigea son traitement. Les bains, les douches chaudes, les douches froides, la salle d'aspiration; pendant huit jours il essaya de tout, buvant à toutes les sources, se faisant partout et toujours remarquer par ses allures et son verbiage. Cependant, le matin du huitième jour, il fut pris, étant à la salle d'inhalation, d'une syncope qui nécessita l'intervention médicale. Appelé aussitôt près de M. X..., je le fis transporter à son hôtel, où il reprit ses sens non sans peine; mais il lui resta un léger engourdissement de la jambe et du bras gauche. Les sinapismes et les sangsues, l'eau froide et les révulsifs aux extrémités inférieures modifièrent bien cet état; mais M. X... fut plusieurs jours encore avant de pouvoir sortir. Je lui conseillai alors une saison à *Châtelguyon,* où il se rendit aussitôt, doutant cette fois de ses connaissances hydrologiques.

Il m'arrive cependant très-souvent d'avoir à soigner des pléthoriques à Royat, mais il faut de la part du malade une docilité parfaite, et de la part du médecin une attention soutenue, car nos eaux sont, on le sait, surtout toniques et reconstituantes. Chez les asthmatiques et les catarrheux, par exemple, lorsqu'il y a état congestif, le malade doit prendre matin et soir des bains de pieds très-chauds (à 48°, s'il peut les supporter), surtout après la salle d'aspiration, où il doit se couvrir la tête de linges imbibés d'eau froide, bien que la température ne s'y élève jamais à plus de 25 à 27 degrés.

Du reste, *la première condition à exiger d'une cure d'eau minérale, c'est la rigoureuse exécution du traitement.* Il suffit d'avoir parcouru les bains les plus renommés pour avoir été frappé de l'exactitude monotone avec laquelle les moindres prescriptions s'exécutent; là est en grande partie l'explication des meilleurs succès, et, comme disait Trousseau, « telle eau qui avait paru peu efficace lorsqu'on en usait à son gré, acquiert de merveilleuses vertus lorsque le malade, forcément discipliné, n'omet aucune des minutieuses observances ».

Dans les trois observations suivantes, nous avons des *arthritides,* classe spéciale de *dermatoses* qui résiste généralement au traitement sulfureux des Pyrénées ou aux eaux arsenicales de la Bourboule.

OBSERVATION XV. *Eczéma arthritique.* — Madame L... de B... (Doubs), soixante ans, de constitution forte et stable, d'un tempérament lymphatique franc, à réactions lentes, légèrement obèse et goutteuse, est atteinte depuis quelques années de poussées eczémateuses sur et autour des oreilles, avec épaississement notable de la peau, intertrigo avec suintement là où la peau est en contact avec elle-même dans cette région, et aussi aux plis inguinaux; envahissements périodiques des régions temporales par l'eczéma toutes les fois qu'une émotion morale grave causée par la perte de l'un des siens vient la troubler.

L'eczéma, qui paraît avoir déjà donné d'assez importantes manifestations de vingt à vingt-cinq ans, et n'avoir été modifié que par un traitement vigoureusement spoliatif qui n'avait pas été sans porter une certaine atteinte à l'état général, l'eczéma avait disparu pendant toute la première période du mariage; mais sur les confins de la région occupée par lui du côté du cuir chevelu était restée une desquammation pytiriasique permanente qui a fini par causer un grave dommage à l'existence d'une superbe chevelure.

L'usage des eaux minérales, prescrit depuis six ans contre cette maladie, n'avait obtenu de résultats satisfaisants ni à Uriage, ni à Saint-Gervais, ni à Aix! En 1877, *madame L... fut conduite à Royat par son mari le docteur L...,* et y obtint, dans une cure de trois semaines, conduite d'une manière très-modérée, une amélioration telle qu'elle a jugé bon d'y revenir. Elle a pu assurer une guérison qui laissait peu à désirer, malgré les nouvelles secousses que la santé de madame L... avait éprouvées dans le cours de l'année, par suite des vicissitudes morales qui atteignent trop souvent la vieillesse des parents dans la personne de leurs petits-enfants.

Cette observation, indépendamment de l'action des eaux de Royat sur l'état arthritique, nous montre une des formes de maladies de peau qui se rencontrent le plus souvent ici. Cette forme étant la plus commune, je pourrais citer un grand nombre de guérisons de ce genre. Je tiens seulement à faire connaître les deux suivantes :

OBSERVATION XVI. *Acné. — Arthritis aux plis de l'aine. —* Madame H..., cinquante-cinq ans, tempérament sanguin, constitution bonne avec tendance à l'embonpoint, eczéma des plus intenses aux deux plis de l'aine, avec suintement et démangeaison des plus vives. Névropathies généralisées. Acné. Cette affection de la peau date de deux ans et a été précédée de douleurs rhumatismales fort douloureuses et localisées dans les jambes. Fille et parente de goutteux, madame H... a elle-même ressenti les premières atteintes du mal depuis une dizaine d'années, mais jamais elle ne s'était préoccupée de l'état goutteux.

Il y avait donc lieu d'instituer un traitement vigoureux et complet, d'autant plus que depuis son arrivée à Royat madame H... ressentait quelques douleurs erratiques dans les jambes et un mal de tête presque persistant. Au début elle prit des bains à eau morte dont je variais la minéralisation; elle maintint sur les parties malades l'eau de la grande source, elle en prit en boisson et à fortes doses. Un changement manifeste ne tarda pas à se déclarer. La vitalité des tissus malades se modifia bientôt, le sang circula plus facilement, et je pus faire donner quelques douches générales. Dès le vingtième jour, la guérison était apparente. A ce moment, nous dûmes interrompre le traitement, qui fut repris le vingt-huitième jour et continué encore pendant deux semaines, au bout desquelles madame H... partit très-satisfaite de sa saison à Royat.

OBSERVATION XVII. *Ecthyma arthritique.* — M. de P..., trente-quatre ans, forte constitution, tempérament lymphatico-sanguin, fils et frère de goutteux, a ressenti depuis l'âge de vingt ans des douleurs erratiques en différents points du corps, notamment dans les genoux. État actuel : couperose, grosses pustules d'acné, et depuis un an pustules d'ecthyma sur le dos du pied, au bras gauche, à la nuque et au front. Si les pustules du pied rendent la marche difficile et empêchent de porter la chaussure, celles du front, rougeâtres, violacées, séro-sanguinolentes, ont un inconvénient bien plus grave, car elles sont le point de mire de tous les regards; le contact du chapeau les irrite, elles suppurent et produisent une démangeaison insupportable.

M. de P... ne peut manger à la table d'hôte. Comme il est jeune, vigoureux, bien décidé à subir un traitement actif, je ne crains pas dès le premier jour de le soumettre à un traitement hydro-minéral complet. Je prescris un bain à eau morte le matin, un bain à eau courante le soir, l'eau des sources Eugénie et Saint-Mart en boisson, et plusieurs fois par jour une application d'eau minérale.

Sous l'influence de ce traitement suivi dix jours consécutifs avec exactitude, une amélioration étonnante se produisit. Les pustules s'exfolièrent et marchèrent à grands pas vers la cicatrisation, et quand M. de P... nous quitta, après vingt-huit jours, l'éruption avait complétement disparu au front, à la nuque et au bras ; la peau présentait même peu de traces de cicatrisation.

Je dois faire remarquer que M. de P... avait pu manger à la table d'hôte après son dixième bain. J'ai eu occasion de revoir mon client cet hiver; la guérison s'est maintenue, et M. de P... se propose de revenir cette année faire une seconde saison.

Réflexion. — Ainsi, indépendamment de leur action tonique et calmante, les eaux minérales de Royat ont une puissante action sur l'arthritisme et agissent beaucoup mieux que les innombrables préparations pharmaceutiques recommandées pour guérir cette diathèse; aussi constituent-elles un remède puissant par ses effets et les résultats obtenus.

TROISIÈME GROUPE

AFFECTIONS CHLORO-ANÉMIQUES ET NERVEUSES

OBSERVATION XVIII. *Dyspepsie. — Anémie consécutive.* — M. N..., cinquante ans, banquier à Paris, constitution anémique, tempérament nerveux, est affecté depuis environ six ans de douleurs à l'estomac dont il n'a pu se débarrasser malgré les traitements les plus rationnels. Il vomit presque tous les jours, éprouve pendant la digestion des douleurs continuelles, avec éructations, renvois acides (pyrosis), sensation de brûlure au creux de l'estomac, envies de dormir, rougeurs au visage, ballonnement du ventre, etc. Le malade vient à Royat dans les premiers jours de juillet 1876. Chez lui j'ai commencé le traitement par deux verres matin et soir de l'eau de Saint-Mart, un bain à eau courante tous les matins. L'appétit en quelques jours a été augmenté, les digestions sont devenues meilleures; mais ce n'est que vers le quinzième bain que M. N... a vu disparaître presque complétement ses vomissements et sa douleur d'estomac. Dès ce jour j'ai eu recours aux douches froides concurremment avec les bains. Après vingt jours de traitement, j'ai fait reposer M. N... pendant huit jours, après lesquels il a encore fait une petite saison de dix jours qui a presque achevé la guérison. Quand M. N... nous quitta, il avait déjà changé du tout au tout. La santé était revenue, et avec elle les forces et la gaieté. L'année suivante j'ai pu complimenter M. N... sur sa bonne mine; il ne souffre actuellement plus de l'estomac. Il éprouve bien de temps en temps quelques petits malaises, mais il reprend aussitôt l'eau de César à ses repas, et tout rentre dans l'ordre.

OBSERVATION XIX. *Gastro-entéralgie. Borborygmes. — Diarrhée.* — M. V..., âgé de trente-cinq ans, d'un tempérament nervoso-sanguin, était atteint depuis plusieurs années d'une entéralgie chronique accompagnée d'éructations nidoreuses fréquentes, de borborygmes incessants et de diarrhée. Il vint à Royat au commencement de l'été 1877, et me consulta sur l'emploi des eaux. D'après mes conseils, il prit des bains à eau courante quotidiens avec douches locales sur l'abdomen, des douches générales froides matin et soir à jet brisé dirigé sur les reins et les pieds. Il vécut à la table d'hôte et ne but à ses repas que du bordeaux en petite quantité et coupé avec l'eau de Royat-César; tous les jours, promenade à pied d'une demi-heure après le repas. Les accidents intestinaux ayant disparu complétement, il quitta Royat après un séjour de quatre semaines. Depuis cette époque M. V... jouit d'une santé parfaite, et c'est à titre de reconnaissance qu'il revient chaque année faire une saison thermale.

Ce qui rend l'eau de Royat si efficace dans les affections gastro-intestinales chroniques, c'est qu'à côté de cet agent excitant que nous trouvons dans l'acide carbonique, de ces toniques précieux que nous fournissent le fer et la chaux, elle renferme le bicarbonate de soude, qui, de l'avis unanime des praticiens, exerce une action très-directe et très-puissante sur les phénomènes intimes de la digestion, et en particulier sur les sécrétions gastrique et biliaire.

OBSERVATION XX. *Dyspepsie, névropathies géréralisées.* — Madame N..., d'Orléans, a éprouvé à diverses reprises des névralgies et des viscéralgies de nature assez obscure, mais qui semblent dépendre de l'arthritisme. Depuis deux ans environ, symptômes de dyspepsie gastralgique avec douleurs dorsales; parfois point douloureux vers l'angle de l'omoplate, langue ordinairement blanche, un peu sèche, fendillée. Constipation, insomnies, amaigrissement, quelques pertes blanches, et enfin grande facilité à contracter de légères affections catarrhales du pharynx et des voies respiratoires.

La dyspepsie s'accompagnait chez madame N... d'un peu d'hypocondrie et surtout d'une grande tristesse pendant les douleurs de la digestion. L'abdomen n'était point douloureux au toucher, mais l'estomac était *d'une sensibilité étonnante*. Madame N... me raconta que son père, qui était goutteux, avait longtemps éprouvé les mêmes symptômes, accompagnés de nausées pendant la digestion; que jamais cependant elle n'avait de nausées, ni d'envies de rendre. Tout devait donc faire considérer sa dyspepsie comme de nature névralgique. Je prescrivis des bains à eau courante, mais peu prolongés, des douches à cause de l'état des voies respiratoires, l'eau de César en boisson. A tous ces moyens madame N... ajouta l'exercice et les promenades à pied, en les proportionnant cependant toujours à ses forces.

Vingt-cinq jours de ce traitement suffirent pour guérir entièrement madame N... d'une maladie que l'on pouvait, en raison de son ancienneté, considérer comme très-grave. Madame N... a depuis continué l'usage des eaux de Royat-César; elle est même revenue les deux années suivantes, et j'ai eu récemment de ses nouvelles; sa santé se maintient parfaite comme sa reconnaissance pour Royat.

Réflexions. — Dans les deux observations qui précèdent, nous avons vu l'estomac malade très-bien supporter l'eau de Royat;

mais dans un cas j'ai employé l'*eau de César;* dans l'autre, c'est à l'*eau de Saint-Mart* que j'ai eu recours; or ce n'est souvent qu'après quelques jours de tâtonnements que nous pouvons préciser la source qui convient à chaque malade. En règle générale, à la source, les dyspeptiques digèrent mieux l'eau plus chaude de Saint-Mart ou celle d'Eugénie : cependant ce n'est pas la règle. Aussi vaut-il mieux ne pas être trop affirmatif au début, car rien n'est capricieux comme l'estomac d'un dyspeptique, et ce n'est que pour les eaux bues loin de la source que nous tracerons le tableau suivant :

SOURCES SAINT-MART ET EUGÉINE.	SOURCES CÉSAR ET SAINT-VICTOR.
Spéciales pour le traitement des affections des *voies respiratoires* (bronchites, laryngites, asthme, catarrhes) et des *manifestations arthritiques.* Goutte, tophus, rhumatismes, eczéma.	Spéciales pour le traitement des *dyspepsies,* de la *gravelle,* des maladies des voies urinaires, de l'*anémie,* de la chlorose, des névroses, de la leucorrhée, des maladies de matrice.

L'eau de César est la plus digestive, à cause de sa faible minéralisation, (2 grammes par litre environ). L'eau d'Eugénie est la plus lourde, (5 grammes par litre). L'eau de Saint-Mart contient environ 4 grammes 45 de sels, mais elle est la plus chargée d'acide carbonique, (3 grammes 5o par litre, dont 1 gram. 55 de CO_2 libre).

Je crois bien que c'est surtout l'*acide carbonique* qui agit comme anesthésique sur la muqueuse de l'estomac, tout en stimulant les fonctions digestives; mais il faut aussi tenir compte des alcalins, de la chaux et des autres toniques dont la présence augmente la sécrétion du suc gastrique, ainsi que l'a écrit et démontré Claude Bernard. La digestion représente en effet une opération très-complexe, dont les termes les plus immédiats sont : 1° la présence d'aliments convenablement préparés par l'insalivation et la mastication; 2° la sécrétion de liquides spéciaux destinés à agir sur eux chimiquement; 3° un ensemble de contractions musculaires pour activer le mélange; 4° enfin des gaz provenant de l'opération digestive elle-même et devant avoir pour effet de faciliter les différents temps de la digestion. Il ne se fait pas de digestion sans une hypérémie plus ou moins considérable de l'estomac et sans un certain éréthysme nerveux qui accompagne toujours la congestion sanguine de cet organe; mais ces phénomènes nerveux peuvent être diminués, augmentés, pervertis, et viennent ainsi troubler la digestion.

Nous voyons alors survenir des sensations de plénitude, de pesanteur à l'épigastre, de lassitude générale, de refroidissement aux extrémités, de brisement musculaire, par suite de l'hypérémie anormale dont l'estomac se trouve être le siége; un ralentissement momentané de la circulation veineuse qu se fait sentir vers la tête et détermine des symptômes passagers de congestion faciale et encéphalique. De plus, les aliments qui arrivent dans l'estomac, appartenant à chacune des trois classes suivantes : azotés, gras, féculents ou sucrés, rencontrent une sécrétion particulière qui leur est adressée. Or, si chacun de ces aliments trouve l'estomac réfractaire à sa digestion spéciale, cela tient à un trouble particulier de l'une des sécrétions gastro-intestinales, d'où vient une dyspepsie spéciale des matières grasses, des matières féculentes ou sucrées, ou des matières azotées. D'autres fois, la digestion est troublée par un excès des sécrétions gastriques et spécialement acides, par les contractions musculaires de l'estomac, des développements de gaz, etc.; d'où digestions pénibles, douleurs, ou mieux malaises à l'estomac, rejet des aliments ou des produits de sécrétion de ce viscère, dyspepsie acide, flatulente, gastrorrhée, rumination, vertige stomacal, constipation, somnolence, courbature générale; chacun de ces symptômes devient le symptôme dominant.

La dyspepsie se montre par intervalles, puis elle devient habituelle. Il est de l'essence de la dyspepsie que les symptômes qui lui appartiennent ne se montrent qu'à l'occasion du repas. Si les malades ne mangeaient pas, ils ne souffriraient pas; et comme la digestion, tout en s'opérant lentement et péniblement, peut s'opérer d'une manière complète, la nutrition peut avoir lieu et la santé générale n'être pas profondément altérée. Mais il n'en est pas toujours ainsi. Ces souffrances continues finissent par altérer la santé, et il en résulte souvent un amaigrissement considérable, de l'anémie consécutive, des accidents nerveux souvent très-pénibles et une atonie générale.

La dyspepsie serait une digestion lente et pénible que provoquerait l'ingestion des aliments, et survenant plus ou moins longtemps après; ce ne serait pas la gastralgie ou *névrose douloureuse de l'estomac*, dont le caractère essentiel est la douleur, se montrant avec ou sans rapport avec la présence des aliments dans l'estomac. Cette différence qui caractérise ces deux états maladifs est très-réelle; mais dans la pratique nous les voyons à peu près constamment se confondre, et il est très-difficile de faire à chacun d'eux sa part distincte.

Une digestion lente, difficile, laborieuse, se renouvelant souvent, produisant à la longue un affaiblissement général, un érythème nerveux qui ne tend qu'à se développer, doit presque nécessairement amener une affection des nerfs de l'estomac et de ses annexes. Ces organes sont pénétrés par trop de filets nerveux provenant de l'axe cérébro-spinal et du grand lymphatique pour ne pas éprouver un ébranlement par suite du trouble des fonctions digestives, d'où la névrose; d'un autre côté, la gastralgie comme névralgie, plus ou moins semblable à d'autres névralgies que l'on voit dans les autres parties du corps, doit également produire bientôt une dyspepsie, un trouble fonctionnel, surtout dans un organe si sensible, chargé de fonctions si importantes et ayant des relations sympathiques intimes avec tous les autres organes principaux de la vie, tels que le cœur et l'encéphale.

Toutefois, il est assez difficile d'assimiler la gastralgie aux autres névralgies, telles que les névralgies faciales, intercostales, etc. Celles-ci ont généralement un caractère intermittent bien plus marqué, et les antipériodiques exercent sur elles une action curative bien plus manifeste. C'est, au contraire, exceptionnellement qu'ils guérissent la gastralgie.

Mais, si le traitement démontre la nature de la maladie, je serais tenté de rapprocher de plus en plus la dyspepsie de la gastralgie, car nous verrons que les mêmes moyens guérissent les deux affections.

Au reste, dans les nombreuses classifications qui ont été faites des dyspepsies, force a été de créer une classe de *dyspepsies gastralgiques,* affections de l'estomac qui réunissent les symptômes maladifs des deux entités morbides que je viens de décrire.

La dyspepsie est le plus souvent due à des écarts de régime, ou à un genre de vie adopté par les hommes d'affaires, d'étude, qui se mettent à travailler immédiatement après le repas, ne prennent pas assez d'exercice et mènent une vie trop sédentaire. Il est évident que le séjour aux eaux pour ces personnes qui changent ainsi complétement leurs habitudes, n'ont plus les préoccupations des affaires, vivent au grand air, prennent de l'exercice après leurs repas, doit nécessairement déjà produire chez ces malades un excellent effet. Aussi les eaux minérales les moins spéciales dans le traitement de la dyspepsie peuvent réussir très-bien à dissiper les phénomènes morbides.

Mais lorsque la dyspepsie est liée à une diathèse, à l'arthritis surtout; lorsque la dyspepsie n'est que le symptôme d'une affection plus grave, ce n'est pas un traitement pharmaceutique qui arrivera à modifier cette diathèse. Bien que Trousseau ait écrit que les alcalins en tant qu'agents chimiques n'ont rien à faire pour combattre les excès acides de l'estomac, je maintiens, parce que nous en avons la preuve tous les jours, que nos eaux thermales alcalines agissent en neutralisant l'acidité de l'estomac. Du reste, j'ai moi-même été longtemps dyspeptique, et j'avoue que rien ne calme le malaise dyspeptique comme l'ingestion d'un verre d'eau de Saint-Mart ou de César à la source. La chaux et le fer que nos eaux renferment en proportions si heureuses doivent aussi concourir, avec l'acide carbonique, à modifier l'état de la muqueuse malade. Si nous y joignons le chlorure de sodium *et quelques traces d'iode* révélées récemment par la nouvelle analyse de M. Willm dans l'eau de César, on voit que tout concourt à faire des eaux de Royat un médicament naturel précieux dans les dyspepsies, affections chroniques qui ont besoin d'un excitant modéré pour être modifiées favorablement.

OBSERVATION XXI. *Chlorose.* — *Anémie.* — Mademoiselle P...,
vingt ans, bien constituée, est adressée à Royat pour une *chlorose* avec *anémie consécutive* qui persiste depuis trois ans.

Le teint est d'un jaune cireux, les conjonctives sont pâles, les lèvres complétement décolorées. Depuis six mois, les symptômes maladifs se sont accentués : bourdonnements d'oreilles, maux de tête, battements de cœur, aménorrhée. L'appétit est nul ou dépravé, la faiblesse est extrême ; de plus, la jeune malade a une petite toux sèche qui préoccupe beaucoup ses parents. Cependant je ne trouvai heureusement rien de grave du côté des poumons ; dans les gros vaisseaux du col, bruit de souffle extrêmement étendu.

Redoutant un peu, à cause de la toux, notre merveilleux bain frais de César, je dus avoir recours au début aux bains de la grande source ; mais comme la toux disparut après quelques jours, il me fut possible de faire suivre à mademoiselle P... un traitement antichlorotique complet : bains de César de douze minutes, douches générales froides et frictions sèches, eau de Saint-Victor en boisson, promenade, gymnase, etc. Ce traitement quotidien, continué pendant trente jours avec de légères modifications, m'a permis d'enregistrer à l'actif de Royat une des plus belles cures de la saison de 1877. Les règles reparurent abondamment le trentième jour, et sans occasionner de douleurs. Depuis longtemps l'appétit était revenu avec les forces et une meilleure coloration des chairs. Enfin, mademoiselle P... quitta Royat ne présentant plus qu'un léger bruit de souffle dans les carotides, et nous avons appris depuis par son médecin que cette jeune personne, qui avait continué l'eau de Saint-Victor et l'hydrothérapie, était complétement guérie de sa chlorose.

Réflexions. — Le traitement de la chlorose est généralement institué dans toutes les stations d'eaux ferrugineuses ; mais il est peu d'affections contre lesquelles les eaux de Royat aient un effet salutaire plus assuré que celui de cette maladie qu'on rencontre si fréquemment chez les jeunes filles d'une certaine constitution.

Que cette affection tienne à un certain état des organes de la génération ou à toute autre cause ; qu'elle soit liée à un mauvais état des voies digestives ou à d'autres affections qui peuvent la compliquer, toutes questions que le cadre de cette brochure ne me permet pas d'examiner ici : le fait est que ces eaux, soit par la seule influence sur le sang des chlorotiques du fer qu'elles contiennent (Saint-Victor, 0,05 centigr. par litre ; — Eugénie, 0,04 centigr.), soit par l'excitation imprimée à la vitalité de l'économie entière par l'action combinée de tous les éléments qui les minéralisent, modifient la chlorose de la façon la plus heureuse. On ne s'aperçoit pas toujours immédiatement de leurs bons effets, du moins la pâleur persiste encore quelquefois assez longtemps ; cependant, bientôt, en général, l'appétit se développe, les digestions se font mieux, et les malades ne tardent pas à s'apercevoir qu'elles sont plus fortes et qu'elles peuvent marcher plus longtemps et plus vite. Elles reprennent aussi plus de gaieté, et si la pâleur du visage persiste encore lorsqu'elles quittent Royat après un mois ou trois semaines de séjour, l'amélioration de leur état n'en est pas moins déjà très-sensible par la diminution ou la cessation de tous les autres symptômes.

OBSERVATION XXII. *Métrite chronique avec ulcération du col. — Chloro-anémie.* — Madame J..., quarante ans, trois enfants, m'est adressée en 1877. Anémie prononcée : douleurs de tête fréquentes, faiblesse générale, douleurs lombaires et hypogastriques, constipation habituelle et depuis trois ans écoulement blanchâtre, souvent sanguinolent. Crampes d'estomac très-douloureuses et vertige stomacal. Parties génitales externes froides, vagin dilatable, muqueuse décolorée, col entr'ouvert, gonflé et ulcéré, laissant suinter un liquide séreux, jaunâtre, très-épais. L'utérus est douloureux. Madame J... porte une ceinture abdominale sans laquelle la marche serait très-fatigante.

Cette dame avait toujours mené une vie fort active, et elle rapportait l'origine de ses souffrances aux suites de sa dernière grossesse, survenue il y a huit ans.

Dix bains à eau morte de vingt-cinq minutes chacun calmèrent les violentes douleurs que madame J... éprouvait, et qui depuis longtemps ne lui laissaient plus aucun repos. Concurremment aux bains, je prescrivis l'usage de l'eau de Saint-Victor aux repas et à la dose de deux demi-verres le matin et quatre demi-verres le soir. Dès le dixième jour, madame J... prit un bain à eau courante le matin avec canule vaginale, une douche froide le soir. Le vingtième jour, j'eus recours aux douches de gaz acide carbonique, qui furent très-bien supportées et amenèrent une notable diminution de l'écoulement utérin. Le vingt-cinquième jour, le traitement fut suspendu, puis repris et continué pendant dix jours encore, au bout desquels la malade quitta Royat dans un état de santé satisfaisant. Les muqueuses avaient repris leur coloration, les digestions étaient bonnes, les forces appréciables. L'écoulement utérin persistait bien encore; mais sous l'influence des injections d'eau de Royat continuées chez elle pendant l'hiver, la malade parvint à se guérir complétement.

Madame J..., qui est revenue à Royat en 1878 consolider sa guérison, nous a amené ses deux fils, deux anémiques, auxquels les bains de piscine ont rendu les plus grands services.

Je dois faire remarquer pour cette observation que madame J... avait inutilement subi un grand nombre de cautérisations, et qu'elle avait absorbé tous les toniques et les reconstituants de la pharmacopée française avant de se décider à venir à Royat.

La connaissance des causes de la maladie est un des points les plus importants de l'art de guérir. Tant que le traitement de madame J… n'a été dirigé que du côté de l'utérus, le mal a persisté ; du jour où on a commencé le traitement général, la santé de madame J… s'est trouvée améliorée.

Observation XXIII. *Leucorrhée. — Lymphatisme.* — Madame A…, trente ans, tempérament lymphatique, bien réglée, pas d'enfants, éprouve depuis environ huit mois des pertes blanches très-abondantes, accompagnées de tiraillements dans les reins et de pesanteur au bas-ventre. Constipation habituelle. Engorgement utérin très-appréciable, col entr'ouvert, mou, mais sans ulcérations.

Sous l'influence du traitement thermal (bains et douches vaginales à eau courante 34°, douches générales à 12° en pluie, et à gros jets sur les reins et les pieds), amélioration manifeste dès le douzième jour et guérison presque complète après le trentième bain.

Observation XXIV. *Métrite subaiguë.* — Madame B…, vingt-deux ans, tempérament lymphatique, bonne santé jusqu'à il y a six mois. A ce moment, douleurs sourdes dans les reins et le bas-ventre, s'augmentant par la fatigue et la station debout prolongée. Il est survenu de la *leucorrhée ;* les règles sont devenues irrégulières, plus fréquentes, plus longues de durée. Sensation de malaise général, amaigrissement.

Le toucher vaginal fait constater que le col et le corps utérin sont engorgés et douloureux ; on provoque de la douleur en imprimant à l'utérus quelques mouvements par l'intermédiaire du col, qui est rouge et présente un grand nombre de granulations sans ulcérations.

Je prescrivis à la malade les bains de Saint-Mart quotidiens avec la lotion vaginale au moyen de la canule utérine, les injections d'acide carbonique, quinze minutes chaque soir, l'eau de Saint-Mart en boisson. Après trois semaines de ce traitement, madame B... quitta Royat entièrerement guérie de sa métrite. J'ai appris depuis que l'influence heureuse de nos eaux avait continué à se faire sentir, et que madame B... était tout à fait rétablie.

OBSERVATION XXV. *Congestion utérine. — Anémie. —* Madame P..., atteinte de congestion utérine avec abaissement maintenu par un anneau souple et antéversion. — État profond d'anémie consécutive, dyspepsie, accidents arthritiques antérieurs; fille de goutteux. Vingt bains de piscine, vingt douches utérines, autant de grandes douches à 40°. Résultats des plus satisfaisants. L'appétit est revenu; madame P... peut faire de grandes courses avec ses enfants, qui l'ont accompagnée à Royat. Elle n'éprouve plus de fatigue après la promenade, et reste encore quinze jours à respirer l'air pur de nos montagnes.

OBSERVATION XXVI. *Métrite catarrhale de nature arthritique. —* Madame de B... est atteinte depuis longtemps déjà d'une *métrite catarrhale* qui a été sujette à de fréquentes exacerbations. Constitution arthritique avérée. Madame de B... a souffert à diverses reprises de douleurs musculaires et articulaires subaiguës, d'une dyspepsie à forme flatulente avec irrégularité d'appétit, d'un catarrhe pulmonaire assez intense qui a nécessité déjà deux saisons au mont Dore. Prescription :

Eau de Saint-Mart en boisson, deux demi-verres le matin, quatre verres le soir; bain du grand établissement à eau courante le matin, avec canule vaginale modèle 3. Durée, trois quarts d'heure. Douche d'acide carbonique le soir. Durée, quinze minutes. Dès le quinzième jour, le catarrhe a cessé presque entièrement; mais, à ce moment, madame de B... reçoit une lettre qui l'oblige à partir aussitôt. Elle est donc obligée d'interrompre son traitement, qu'elle n'a pas continué depuis.

Réflexions. — Herpin de Metz, dans son étude sur l'acide carbonique, a établi que ce gaz, soit à l'état naissant, soit à l'état de dissolution dans l'eau, agissait comme résolutif dans les affections utérines. Il cite un grand nombre d'observations qui prouvent l'efficacité des eaux chargées de gaz acide carbonique dans des aménorrhées, des dysménorrhées, des métrites chroniques, des engorgements, des ulcérations du col, etc., etc. Les eaux de Royat, comme l'établissent les observations précédentes, sont aussi heureusement influencées par ce produit naturel si abondant dans les innombrables sources de notre département. (J'ai relevé deux cent soixante-dix sources dans ma carte des eaux minérales [1].) Il se dégage constamment du sol volcanique de la *Limagne,* et exerce certainement une grande puissance sur la richesse et l'admirable végétation de cette partie de notre sol.

OBSERVATION XXVII. *Stérilité.* — *Affection utérine.* — *Arthritisme.* — Madame G..., de Paris, vingt-huit ans, m'est adressée en 1875. Tempérament bilieux, sanguin. Constitution

______

(1) Carte des eaux minérales du Puy-de-Dôme, par le Dr Petit. Paris, 1878. — (Médicale — géologique — hydrologique.)

bonne. Mariée depuis sept ans, mais depuis quelques années embonpoint exagéré, digestions lentes, chaleurs au visage après les repas. État congestif. Aménorrhée ou dysménorrhée; pas de grossesse.

Le traitement général consista en bains à eau courante, douches générales à 35° à cause d'antécédents arthritiques (fille de goutteux ayant elle-même souffert de douleurs rhumatismales); comme traitement local, injections à eau courante dans le bain, douches d'acide carbonique de dix minutes tous les jours. En 1876, madame G... ne put venir; mais en 1877, nouvelle saison à nos thermes.

Madame G... prend méticuleusement tous les matins son bain et sa grande douche d'eau chaude, sa douche vaginale d'acide carbonique le soir. Tous les jours, madame G... va régulièrement absorber les verres d'eau que prescrit mon ordonnance, et elle quitte Royat après une saison de vingt-deux jours. En 1878, ma cliente m'écrit qu'elle est mère, et qu'elle voue à Royat une reconnaissance éternelle.

FIN.

TABLE DES MATIÈRES